AF330920

RENSEIGNEMENS

SUR

L'ASILE DÉPARTEMENTAL D'ALIÉNÉS

DE STÉPHANSFELD

(BAS-RHIN).

1841.

RENSEIGNEMENS

SUR

L'ASILE DÉPARTEMENTAL D'ALIÉNÉS

DE STÉPHANSFELD

(BAS-RHIN).

1841.

COMMISSION DE SURVEILLANCE.

MM. COULMANN, ancien député, président;
    WEISS, notaire à Brumath, secrétaire;
    KERN fils, membre du conseil général;
    HŒCHSTETTER, maire de Brumath;
    LINDER, avocat à Strasbourg.

SERVICE D'ADMINISTRATION.

MM. DAVID RICHARD, directeur;
    GLÆSEL, receveur-économe;
    PORA, surveillant en chef;
    N., premier commis aux écritures;
    Sept sœurs de la charité.

SERVICE MÉDICAL.

MM. RŒDERER, médecin en chef;
    DOBELMANN, interne en chirurgie.

SERVICE DU CULTE.

MM. BURGER, aumônier catholique;
    QUIRIN, aumônier protestant.

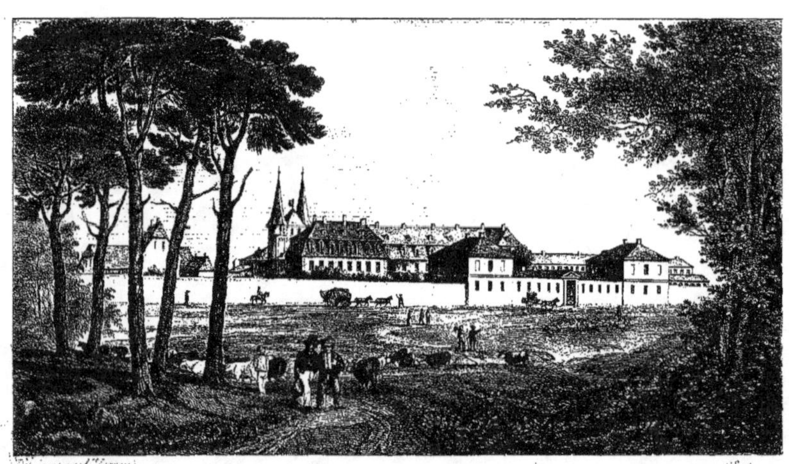

STÉPHANSFELD.

RENSEIGNEMENS

SUR L'ASILE DE STÉPHANSFELD.

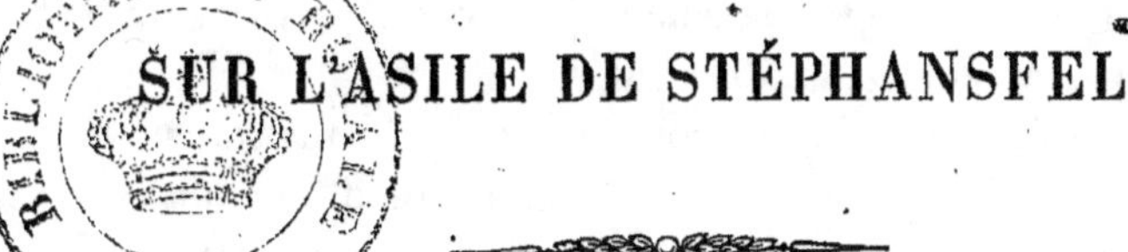

Fondation de l'asile, antérieure à la loi du 30 juin 1838.

Jamais en France le traitement des maladies mentales n'a plus vivement excité que depuis 1830 la sollicitude des grands pouvoirs de l'État, et par suite les études des philosophes et des médecins. On a senti qu'à une époque de haute civilisation, l'aliénation des plus nobles facultés de l'homme exigeait impérieusement le secours de tout ce que la morale chrétienne, les sciences naturelles et le dévouement social avaient jusqu'alors offert de plus relevé. On a voulu ouvrir des asiles aux aliénés pauvres comme aux aliénés riches, afin que nul ne fût privé des soins réclamés par des perturbations souvent incurables, quand on n'y porte pas un prompt remède.

En prémunissant l'ordre et la sûreté publique contre les excès d'êtres privés de raison, il fallait en même temps donner à la liberté et à la propriété individuelles des garanties suffisantes, pour qu'on ne pût, sous prétexte d'aliénation, violer les plus sacrés des droits. La loi du 30 juin 1838, fruit de longues discussions dans les deux chambres, et l'ordonnance du Roi du 18 décembre 1839, qui en règle l'application, ont pourvu à ces diverses nécessités, et ont organisé, pour toute la France, les asiles d'aliénés publics et privés. D'après la loi, chaque département est tenu d'avoir un asile public, spécialement destiné à recevoir et soigner les aliénés, ou de traiter, à cet effet, avec un établissement public ou privé, soit de ce département, soit d'un autre.

Le Bas-Rhin, si riche en fondations de bienfaisance, avait devancé les prescriptions de cette loi d'humanité Dès l'année 1835, le conseil général, de concert avec l'administration supérieure, avait réalisé ce qui est devenu, trois ans plus tard, une obligation pour tous les départemens du royaume. L'hospice de Stéphansfeld, ancienne commanderie de Saint-Jean, et d'abord affecté au service des enfans trouvés, avait été transformé en asile pour les aliénés. Des constructions nouvelles ont permis de satisfaire aux accroissemens progressifs de la population, qui s'élève présentement (juin 1841) à environ 250 malades. Incessamment et par suite de traités passés avec les départemens du Haut-Rhin, de la Moselle et des Vosges, ce nombre sera porté à plus de 350, et si, comme il y a tout lieu de l'espérer, on complète bientôt le plan de l'asile, en y ajoutant une aile nouvelle et un nouveau quartier réservé aux pensionnaires riches, on y pourra recevoir commodément 100 malades de plus. Ces agrandissemens sont loin d'être indifférens pour les familles, car il est reconnu que ce n'est que dans les grands asiles qu'il est possible de réaliser d'une manière large et efficace toutes les améliorations, toutes les divisions et subdivisions signalées par la science, comme facilitant le traitement physique et moral des aliénations mentales.

Situation et distribution intérieure de Stéphansfeld.

L'asile de Stéphansfeld est situé dans une plaine cultivée, à quinze kilomètres de Strasbourg et à un kilomètre de la petite ville de Brumath. Il offre toutes les conditions d'une parfaite salubrité : un terrain léger et sec, des eaux abondantes et saines, l'éloignement de toute habitation d'une influence nuisible, une atmosphère continuellement renouvelée par l'action libre des vents, la proximité d'une forêt de pins, qui répand jusque dans les réfectoires des émanations bienfaisantes.

L'intérieur de l'asile répond à cette position favorable. Des galeries couvertes et de vastes jardins plantés d'arbres, et d'où la vue s'étend sur les campagnes environnantes, permettent en tout temps aux malades des deux sexes l'exercice physique et la distraction nécessaires à leur santé. Des réfectoires et des ouvroirs bien aérés, bien éclairés, leur offrent un abri pendant la mauvaise saison. Des dortoirs spacieux donnent la facilité de concilier à la fois les intérêts de la surveillance et ceux du repos des pensionnaires. On a consacré des chambres isolées aux aliénés furieux ou turbulens, qui pourraient exposer leur propre vie, ou compromettre la sûreté et la tranquillité des autres malades.

Des pavillons spéciaux et distincts pour les deux sexes sont destinés aux pensionnaires des classes aisées. Ceux-ci ont à leur disposition des jardins particuliers, et l'on ne néglige rien pour leur procurer tous les soins, toutes les distractions qu'ils eussent trouvés au sein de leurs familles, s'il leur eût été permis d'y rester.

Personnel administratif et médical de l'asile.

Selon les prescriptions de la loi du 30 juin 1838, l'administration de l'asile est confiée, sous l'autorité du Préfet du Bas-Rhin et sous l'inspection d'une commission de surveillance, à un directeur responsable nommé par le ministre de l'intérieur. Il emprunte le concours d'un économe-receveur et de deux commis aux écritures. Le service médical se fait par un médecin en chef, également nommé par le ministre, et qui, selon les besoins de l'établissement, est assisté d'un ou de plusieurs internes en pharmacie et en chirurgie. Directeur, médecin en chef, économe - receveur, internes, sont tous tenus de résider à l'asile. Dix infirmiers et dix infirmières sont soumis à la vigilance continuelle d'un surveillant en chef, et de Dames de la Charité au nombre de sept. Dans leur mission, toute de dévouement, ces religieuses consacrent aux malades les soins les plus affectueux, et un zèle au-dessus de tout éloge. Un aumônier catholique et un aumônier protestant, résidant l'un et l'autre à Brumath, viennent plusieurs fois par semaine apporter aux malades les conseils et les consolations de la religion. Suffisant pour la population actuelle, le personnel qu'on vient d'énumérer serait nécessairement augmenté, si un nombre plus considérable d'aliénés entrait à Stéphansfeld. Pour combattre de grossiers préjugés trop répandus, il est nécessaire de prévenir que tous les malades, quelle que soit leur classe, sont traités à l'asile avec la plus grande douceur, et qu'un infirmier, convaincu d'avoir frappé un aliéné, serait à l'instant même renvoyé de l'établissement.

Division des malades en quartiers et sections.

Indépendamment des pavillons consacrés aux pensionnaires riches, trois grands quartiers existent dans l'établissement, et chacun est divisé en deux sections bien distinctes, l'une pour les hommes, l'autre pour les femmes. Chacune de ces sections a l'usage d'un très-grand jardin.

A l'*ouest* sont placés les maniaques et les monomaniaques tranquilles ou peu agités. Là sont la plupart des malades en traitement, ainsi que les convalescens.

C'est du même côté que se trouvent les pensionnaires des deux sexes, entretenus par leurs familles et dont plusieurs habitent des pavillons séparés.

A l'*est* sont les aliénés atteints de démence, et ceux qui, turbulens ou destructeurs, troubleraient la tranquillité des précédens. C'est dans ce quartier que se trouvent, dans l'intérieur de deux préaux plantés d'arbres, les cabinets réservés aux furieux des deux sexes.

Le quartier *nord*, éloigné des deux autres, est consacré aux idiots, aux imbécilles, aux aliénés épileptiques, enfin aux malades arrivés au dernier degré de la démence, avec complication de paralysie générale. Les deux infirmeries se trouvent au premier étage de ce quartier.

Lingerie, vestiaire, trousseaux.

La lingerie de l'établissement est remise aux soins intelligens des Dames de la Charité. Elles président aussi aux travaux du blanchissage, qui, pour toutes les classes, se fait aux frais de l'asile. Les malades à la charge des départemens, des communes et des hospices, reçoivent de l'asile même leur linge et leur habillement, qui sont variés selon les exigences des saisons. Quant aux pensionnaires à la charge des familles, ils doivent fournir un trousseau qui est déterminé pour chacune des quatre classes, dans lesquelles ils peuvent être répartis. Il doit être composé comme suit :

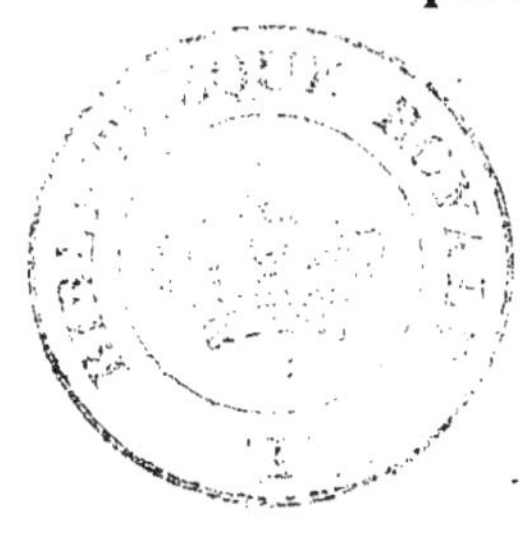

8

1.ʳᵉ CLASSE.		2.ᵉ CLASSE.		3.ᵉ ET 4.ᵉ CLASSES.	
HOMMES.	FEMMES.	HOMMES.	FEMMES.	HOMMES.	FEMMES.
4 chemises.	4 chemises.	2 paires de draps.	2 paires de draps.	3 paires de draps.	3 paires de draps.
3 mouchoirs de p.	3 mouchoirs de p.	6 chemises.	2 peignoirs pour les bains.	12 chemises.	2 peignoirs pour les bains.
2 cravates.	2 fichus.	6 mouchoirs de p.	6 chemises.	12 mouchoirs de p.	12 chemises.
3 paires de bas.	3 paires de bas.	4 bonnets de coton.	6 mouchoirs de p.	6 bonnets de nuit.	12 mouchoirs de p.
2 paires de souliers.	2 paires de souliers.	3 cravates.	6 serviettes.	6 cravates.	12 serviettes.
1 gilet ⎱ de	1 habillement d'hiver.	4 paires de bas.	4 bonnets p. la nuit.	6 paires de bas.	6 bonnets p. la nuit.
1 veste ⎰ drap.	1 habillement d'été.	6 serviettes.	3 fichus ou schals pour le jour.	12 serviettes.	4 fichus ou schals pour le jour.
1 pantalon	2 tabliers.	2 habillemens complets.	4 paires de bas.	2 habillemens complets.	6 paires de bas.
1 blouse ⎱ de		2 paires de souliers.	Objets d'habillem.ᵗ convenables.	3 paires de souliers.	Objets d'habillem.ᵗ convenables.
1 pantalon ⎰ coutil.		1 chapeau ou casquette.	2 paires de souliers.	1 chapeau ou casquette.	2 paires de souliers.
1 gilet		1 peigne.	1 sac ou des poches.	1 peigne.	1 sac ou des poches.
		1 brosse.	1 peigne.	1 brosse.	1 peigne.
			1 brosse.		1 brosse.

Excepté pour la première classe, les trousseaux sont tenus au complet par les familles et à leurs frais. Quand on désire qu'un aliéné soit servi en argenterie, la famille doit joindre au trousseau un couvert d'argent, etc.

Nourriture. Régime de chaque classe.

La nourriture, saine et abondante, varie pour chaque classe de pensionnaires. Elle est préparée et distribuée par les soins des Dames de la Charité.

Première classe.

Pour la première classe, qui est la plus nombreuse et qui renferme les aliénés à la charge des départemens, des communes et des hospices, le *régime ordinaire* se compose comme suit :

Pain demi-blanc.

Déjeuner : une soupe dans laquelle il entre 12 décagrammes et demi de pain.

Dîner : 25 décagrammes de pain, soupe, légumes, et, deux fois par semaine, 25 décagrammes de viande au lieu de légumes.

Souper : 12 décagrammes et demi de pain, légumes, du fromage ou de la salade.

Lorsque les malades de cette classe sont en état de s'occuper, ils ont droit au *régime des travailleurs,* qui consiste en un repas de plus, le *goûter,* et, selon la nature de leurs travaux, en 25 ou 50 centilitres de vin par jour. Pour cette classe, comme pour toutes les autres, le médecin en chef a d'ailleurs le droit de prescrire, à titre de *régime exceptionnel,* tous les aliments qui lui paraissent devoir concourir à la prompte guérison d'un malade. L'établissement accorde du tabac à priser et à fumer aux malades indigens pour qui cette habitude est devenue un besoin.

Le prix de pension de la première classe, pour les aliénés indigens du Bas-Rhin, est arrêté chaque année par le conseil général, sur la proposition de M. le préfet. Il est fixé pour 1841 à 1 fr. 15 c. par jour.

Ce prix est de 1 fr. 25 c. pour les Français à la charge des familles très-peu aisées, et de 1 fr. 40 c. pour les malades étrangers. Pour ces derniers, comme pour les familles, la pension est payable par trimestre et d'avance; et dans cette classe, ainsi que dans les suivantes, un trimestre commencé, payé ou non payé, est acquis à l'établissement, quelle que soit l'époque ou le motif de la sortie du pensionnaire.

Deuxième classe.

La seconde classe comprend les aliénés placés à l'asile par des familles ou conseils de famille, sous condition d'habiter au besoin en commun avec les pensionnaires de première classe. Elle a droit à un régime alimentaire particulier, composé comme suit :

Pain demi-blanc.

Déjeuner : un demi-litre de lait ou soupe au lait, y compris 12 décagrammes et demi de pain.

Dîner : 25 décagrammes de pain, viande, légumes et un quart de litre de vin.

Souper : 25 décagrammes de pain, rôti de veau ou de mouton, salade, fromage ou fruits.

Le prix est de 600 fr. par an.

Troisième classe.

La troisième classe comprend les malades logés, servis et nourris en chambres particulières. Leur régime est le suivant :

Pain blanc à discrétion.

Déjeuner : café au lait, un petit pain blanc.

Dîner : soupe grasse, 25 décagrammes de bœuf, légumes, rôti de veau ou de mouton, un plat de dessert, fromage, fruits ou confitures, un quart de litre de vin;

Souper : soupe, une omelette ou un œuf, légumes ou salade, un quart de litre de vin.

Le prix est de 900 fr. par an.

Quatrième classe.

La quatrième classe comprend les aliénés logés, servis et nourris en chambres particulières plus spacieuses que les précédentes. Leur régime est le suivant :

Pain blanc à discrétion.

Déjeuner : café ou chocolat au lait ;

Dîner : soupe grasse, bouilli, légumes, rôti (une fois par semaine le rôti est donné en volaille), salade, fruits, fromage et confitures; un demi-litre de vin rouge ou blanc, au choix du pensionnaire.

Souper : soupe, un plat de viande, fruits de la saison, fromage, confitures ou salade; un quart de litre de vin.

Le prix est de 1200 fr.

Nota. Les jours maigres, les mets sont remplacés au besoin par du poisson, des œufs, des omelettes, du riz au lait, etc.

Quand les familles le désirent, il est affecté au service particulier de l'aliéné un domestique ou une servante. L'établissement y pourvoit moyennant un supplément de 500 fr.

Les quatre classes sont toutes convenablement chauffées dans des réfectoires, ouvroirs ou salons.

Travail physique des aliénés.

Le travail dont il a été question plus haut, à propos de la première classe, est toujours le résultat de la persuasion et d'une prudente émulation. Tous les efforts de l'administration tendent à l'organiser d'une manière régulière et complète; car il contribue puissamment à maintenir le bon état sanitaire de Stéphansfeld. Excellent moyen d'améliorer le physique des aliénés, il exerce de plus une action bienfaisante sur leur moral. Il leur sert de distraction, les rappelle aux occupations de la vie sociale, donne une pâture à leur activité, et leur impose des habitudes d'ordre très-précieuses. C'est parmi les travailleurs que se trouve le plus grand nombre de guérisons. Tandis que les femmes sont occupées, sous la direction des sœurs, à filer le coton, la laine, à coudre, à tricoter, à laver, à repasser, à tresser de la paille pour des chapeaux, un grand nombre d'hommes exercent dans des ateliers leurs métiers de menuisiers, de tailleurs, de cordonniers, de baquetiers, de tisserands, etc., ou sont employés aux travaux intérieurs du bûcher, de la cuisine, des bâtimens et des jardins. L'établissement vient de louer de nouvelles terres dans le voisinage, avec l'intention de développer toujours plus à l'avenir les occupations agricoles, les plus salubres de toutes.

Pour régulariser autant que possible le travail des aliénés, pour encourager équitablement leur zèle, et pour que l'asile puisse nettement savoir quel est le produit net de tous les travaux, le surveillant en chef inscrit journellement dans un *grand registre* la durée et le mérite du travail de chaque malade, ainsi que la récompense alimentaire ou pécuniaire à laquelle sa conduite lui donne droit, et chaque semaine il porte sur un *registre hebdo-*

madaire les divers travaux exécutés. A la fin de chaque mois on fait l'évaluation pécuniaire de ces travaux.

Tous les aliénés travailleurs ont un *livret*, sur lequel on inscrit leur gain mensuel. On leur en distribue, sur leur demande, jusqu'à concurrence de moitié. Le reste est mis en réserve pour le moment de leur guérison et de leur sortie. On prépare ainsi une ressource aux indigens pour l'époque si critique de leur rentrée au sein de la société.

Si les aliénés à la charge des familles montrent quelques dispositions à s'occuper, on les y encourage aussi par tous les moyens possibles, afin de hâter par là le moment de leur rétablissement. On s'efforce de leur procurer des occupations en harmonie avec leurs goûts et leurs habitudes sociales.

Occupations intellectuelles et récréations.

Tout en organisant le travail physique, on n'a point négligé les occupations intellectuelles et les distractions d'un autre genre. Une bibliothèque choisie, mise à la disposition des malades, sert de moyen d'épreuve pour les progrès de leur raison, et permet d'établir entre eux une sorte d'enseignement mutuel infiniment utile. De petits concerts instrumentaux et vocaux, auxquels prennent part quelques employés et un certain nombre de malades, réjouissent les soirées des dimanches et jours de fête. Des jeux de quilles, de boules, de dames, de loto, de domino, d'échecs, etc., sont aussi au nombre des récréations.

Chaque semaine on profite des belles journées pour faire avec les aliénés des promenades communes dans les campagnes environnantes. Ces courses qui, pour les malades des classes aisées, et lorsque le temps le permet, ont lieu tous les jours, produisent un excellent effet moral, et écartent de l'esprit des aliénés l'idée d'une reclusion sans fin.

Guérisons.

Les résultats obtenus jusqu'à ce jour ont prouvé l'excellence de la situation de Stéphansfeld, et la bonté du régime hygiénique et moral qu'on y prescrit. Depuis cinq ans d'existence, l'asile n'a vu aucune épidémie sévir dans ses salles et, si l'on excepte la grippe qui s'est étendue sur la France entière, les maladies physiques y ont toujours été en très-petit nombre. Pendant plusieurs mois de l'année 1840 les infirmeries ont été presque vides.

La moyenne des guérisons obtenues à Stéphansfeld pendant les années 1836, 1837, 1838, 1839 et 1840 est à la population totale comme un est à quatre et neuf dixièmes. En 1840, la proportion sur le nombre des admissions de l'année a été de une guérison sur trois malades.

On termine ces renseignemens sur l'asile de Stéphansfeld : 1.º par l'exposé des conditions d'admission pour les placemens volontaires; 2.º par quelques détails sur l'entretien des aliénés dangereux ou non dangereux placés par autorité publique; 3.º enfin par la série des questions, auxquelles il importe qu'on réponde en rédigeant les certificats médicaux.

Conditions d'admission pour les placemens volontaires.

D'après l'article 8 de la loi du 30 juin 1838, le directeur responsable d'un établissement public consacré aux aliénés, ne peut recevoir une personne atteinte d'aliénation mentale, s'il ne lui est remis :

1.º *Une demande d'admission*, contenant les noms, profession, âge et domicile tant de la personne qui la forme, que de celle dont le placement est réclamé, et l'indication du degré de parenté, ou, à défaut, de la nature des relations qui existent entre elles. La demande doit être écrite et signée par celui qui la forme, et s'il ne sait pas écrire, elle est reçue par le maire ou le commissaire de police, qui en donne acte. Si la demande d'admission est formée par le tuteur d'un interdit, il doit fournir, à l'appui, un extrait du jugement d'interdiction.

2.º *Un certificat du médecin*, constatant l'état mental de la personne à placer, et indiquant les particularités de sa maladie et la nécessité de faire traiter la personne désignée dans un établissement d'aliénés et de l'y tenir renfermée. Ce certificat ne peut être admis, s'il a été délivré plus de quinze jours avant sa remise au directeur.

3.º Le passe-port, l'acte de naissance ou toute autre pièce propre à constater l'individualité de la personne à placer.

D'après le réglement de l'asile, la personne qui forme la demande d'admission, doit prendre un *engagement* écrit, et sur papier timbré, de payer à l'asile par trimestre et d'avance la pension qu'elle aura choisie pour le malade, et d'acquitter son chauffage particulier, les fournitures spéciales qui lui auront été faites et les objets qu'il aura brisés ou dégradés. La *demande d'admission* et l'*engagement* peuvent être rédigés à Stéphansfeld même, lorsqu'on y conduit un aliéné.

Entretien des aliénés placés par autorité publique.

Les aliénés placés d'office sont pour la plupart ceux qui compromettent l'ordre public et la sûreté des personnes. Toutefois, la loi du 30 juin 1838 n'étant pas seulement une loi de police, mais encore une loi d'humanité, ses bienfaits s'étendent même aux *aliénés non dangereux*, notamment lorsqu'ils sont en proie aux premiers accès de la maladie, ou présentent des chances probables de guérison. Aussi dans l'asile de Stéphansfeld un nombre déterminé de places est-il réservé aux aliénés indigens de cette catégorie. Ils y sont admis en vertu d'une autorisation de M. le préfet du Bas-Rhin.

Les dépenses des aliénés placés d'office à l'asile sont à leur propre charge, ou à défaut à la charge de ceux auxquels il peut être demandé des alimens, aux termes des articles 205 et suivans du Code civil.

La commission de surveillance de l'asile exerce, à l'égard des personnes non interdites qui y sont placées, les fonctions d'*administrateur provisoire*. Elle désigne un de ses membres pour les remplir : l'administrateur désigné procède au recouvrement des sommes dues à la personne placée dans l'établissement et à l'acquittement de ses dettes, passe des baux, qui ne peuvent excéder trois ans, et peut même, en vertu d'une autorisation spéciale accordée par le président du tribunal civil, faire vendre le mobilier. Les sommes provenant, soit de la vente, soit des autres recouvremens, sont versées directement dans la caisse de l'asile, et sont employées, s'il y a lieu, au profit de l'aliéné. Le cautionnement du receveur est affecté à la garantie de ces sommes, par privilége aux créances de toute autre nature.

Néanmoins, sur la demande des parens, de l'époux ou de l'épouse, sur celle de la commission de surveillance ou sur la provocation d'office du procureur du Roi, le tribunal civil du lieu du domicile peut, conformément à l'article 497 du Code civil, nommer, en chambre du conseil, un *administrateur provisoire* aux biens de toute personne non interdite placée dans un établissement d'aliénés.

Sur la demande de l'intéressé, de l'un de ses parens, de l'époux ou de l'épouse, ou sur la provocation d'office du procureur du Roi, le tribunal peut nommer, en outre de l'administrateur provisoire, mais en dehors des héritiers présomptifs, un *curateur* chargé de veiller: 1.° à ce que les revenus de l'aliéné placé à l'asile, soient employés à adoucir son sort et à accélérer sa guérison; 2.° à ce qu'il soit rendu au libre exercice de ses droits aussitôt que sa situation le permet.

Il résulte des instructions de M. le ministre de l'intérieur que, lorsque la fortune d'un aliéné est peu considérable, et surtout lorsqu'il n'a pas d'enfans, il y a lieu d'épuiser ses ressources en argent, sans distinction de capital et d'intérêts, avant de recourir à la charité légale. Ces ressources une fois épuisées ou devenues insuffisantes, il est pourvu à son entretien par le département auquel l'aliéné appartient, sans préjudice du concours de la commune du domicile de l'aliéné. Si la fortune de l'aliéné est en biens-fonds, le droit de l'administrateur provisoire ne peut aller jusqu'à les vendre, et ne s'étend que sur les revenus, tant que le malade vit: mais, en cas de décès, l'administrateur provisoire de l'asile peut exercer sur les biens-fonds laissés par l'aliéné une action en remboursement des dépenses arriérées.

Bulletins médicaux.

Les questions auxquelles il est nécessaire qu'on réponde, dans l'intérêt des malades, lorsqu'on rédige un certificat médical pour admission à l'asile de Stéphansfeld, sont les suivantes:

1. Nom, prénoms, âge, profession, religion, état civil et domicile de l'aliéné;
2. Quelle a été son éducation, et quels étaient, avant sa maladie, son tempérament, son caractère et ses habitudes ?
3. Durée antérieure de la maladie? Si elle est périodique, à quelle époque a éclaté le premier accès? Quels ont été la durée et les intervalles de chacun des accès?
4. L'invasion de la maladie a-t-elle été subite?
5. Quels sont les symptômes qui l'ont précédée?
6. Quelles en sont les causes, et dans quelles circonstances a-t-elle éclaté? Existe-t-il une prédisposition héréditaire?
7. A-t-il existé ou existe-t-il encore des maladies physiques (affections du cœur, de la poitrine, etc.), et quelles en sont les causes probables?
8. Sous quelle forme se présente l'aliénation mentale (monomanie, lypémanie, manie, démence, imbécillité, idiotie)?
9. Quels en sont la marche et les principaux symptômes caractéristiques ?
10. Le désordre des idées ou des sentimens est-il général ou partiel?
11. S'il est général, y a-t-il des sentimens ou des idées dominantes? quelle en est la nature?
12. L'aliénation est-elle continue, ou bien observe-t-on des rémissions?
13. Observe-t-on des penchans instinctifs, résultant, soit d'hallucinations, soit d'impulsions irrésistibles, soit d'une perversion des sentimens affectifs?
14. S'il y a démence consécutive, à quelle forme d'aliénation succède cet état?
15. S'il y a complication d'épilepsie, cette complication

a-t-elle précédé ou suivi l'invasion de la folie, et quelles en sont les causes ?

16. Le malade se livre-t-il à des actes de nature à compromettre l'ordre public et la sécurité des personnes ?

17. Quelle est la cause probable de ses déterminations ?

18. Quelles sont les circonstances qui peuvent contribuer à le rendre dangereux ?

19. De quelle nature sont les rapports de l'aliéné avec les personnes qui l'entourent ?

20. Quelles sont ses habitudes ordinaires ?

21. Quelle est la constitution actuelle du malade ? Comment s'exercent les diverses fonctions organiques ?

22. A-t-on soumis le malade à un traitement ? Quels moyens a-t-on employés ? Quel en a été le résultat ?

23. Quelles sont les modifications qu'a subies la constitution du malade ?

24. Par quels motifs l'isolement est-il réclamé ?

25. Quel peut en être le résultat ?

26. Nom du médecin qui a donné ce bulletin.

27. Date du bulletin.

NOTA. Pour de plus amples renseignemens et pour tous les arrangemens particuliers que les familles désireraient prendre avec l'administration, on peut s'adresser, par lettres affranchies, à M. DAVID RICHARD, directeur de l'asile de Stéphansfeld, près Brumath (Bas-Rhin).

Strasbourg, imprimerie de V.ᵉ BERGER-LEVRAULT.

www.ingramcontent.com/pod-product-compliance
Lightning Source LLC
LaVergne TN
LVHW022249030726
842520LV00009B/1943